Y Seren Ioga

Leisa Mererid
Cara Davies

y lolfa

Dymuna'r cyhoeddwyr gydnabod cymorth ariannol Cyngor Llyfrau Cymru.

Rhif llyfr rhyngwladol: 978 1 80099 824 7

Cyhoeddwyd ac argraffwyd yng Nghymru ar bapur o goedwigoedd cynaliadwy gan
Y Lolfa Cyf., Talybont, Ceredigion SY24 5HE
e-bost ylolfa@ylolfa.com
gwefan www.ylolfa.com
ffôn 01970 832 304

I dair seren ddisglair

Martha, Mabon, Efan

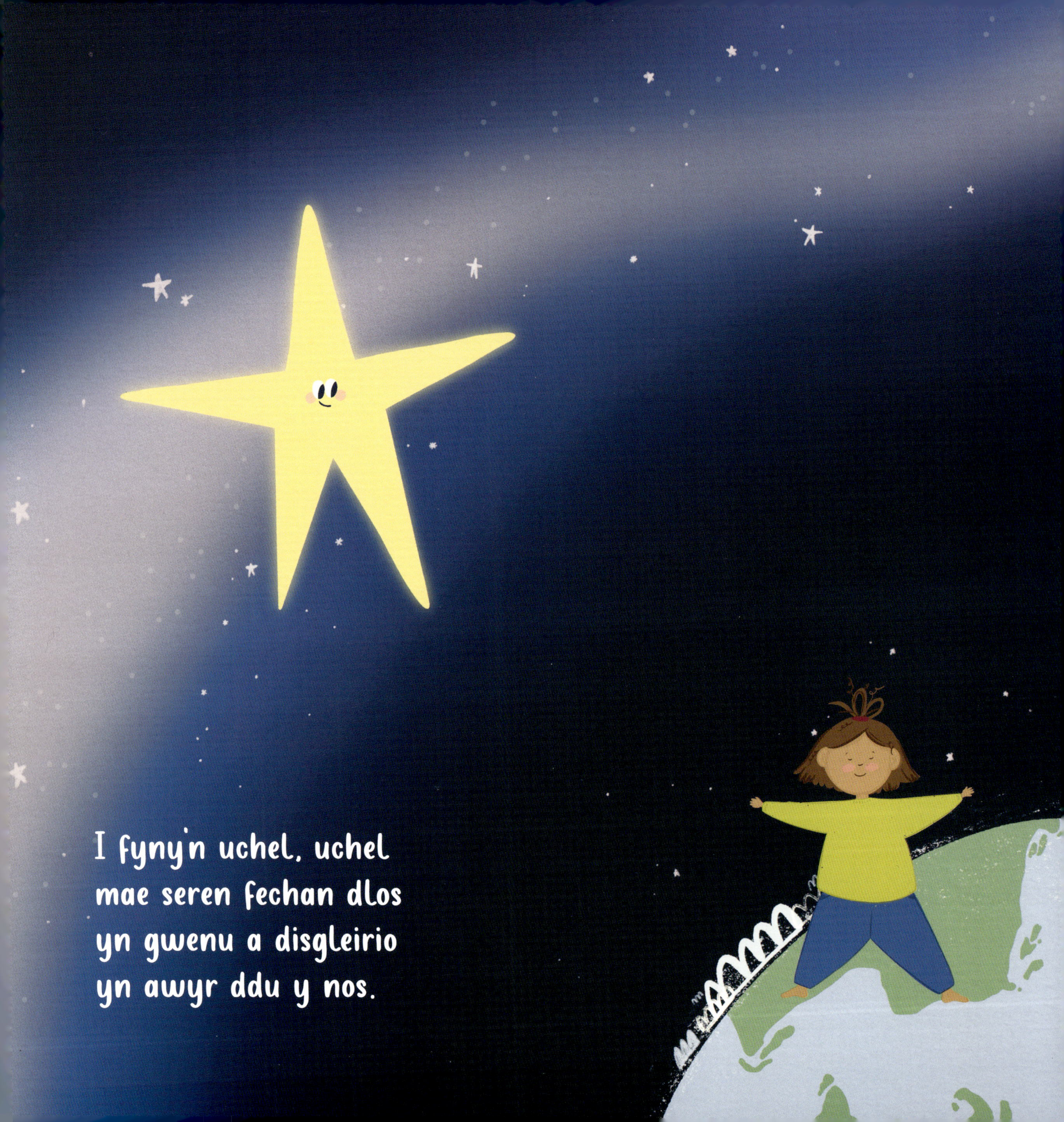

I fyny'n uchel, uchel
mae seren fechan dlos
yn gwenu a disgleirio
yn awyr ddu y nos.

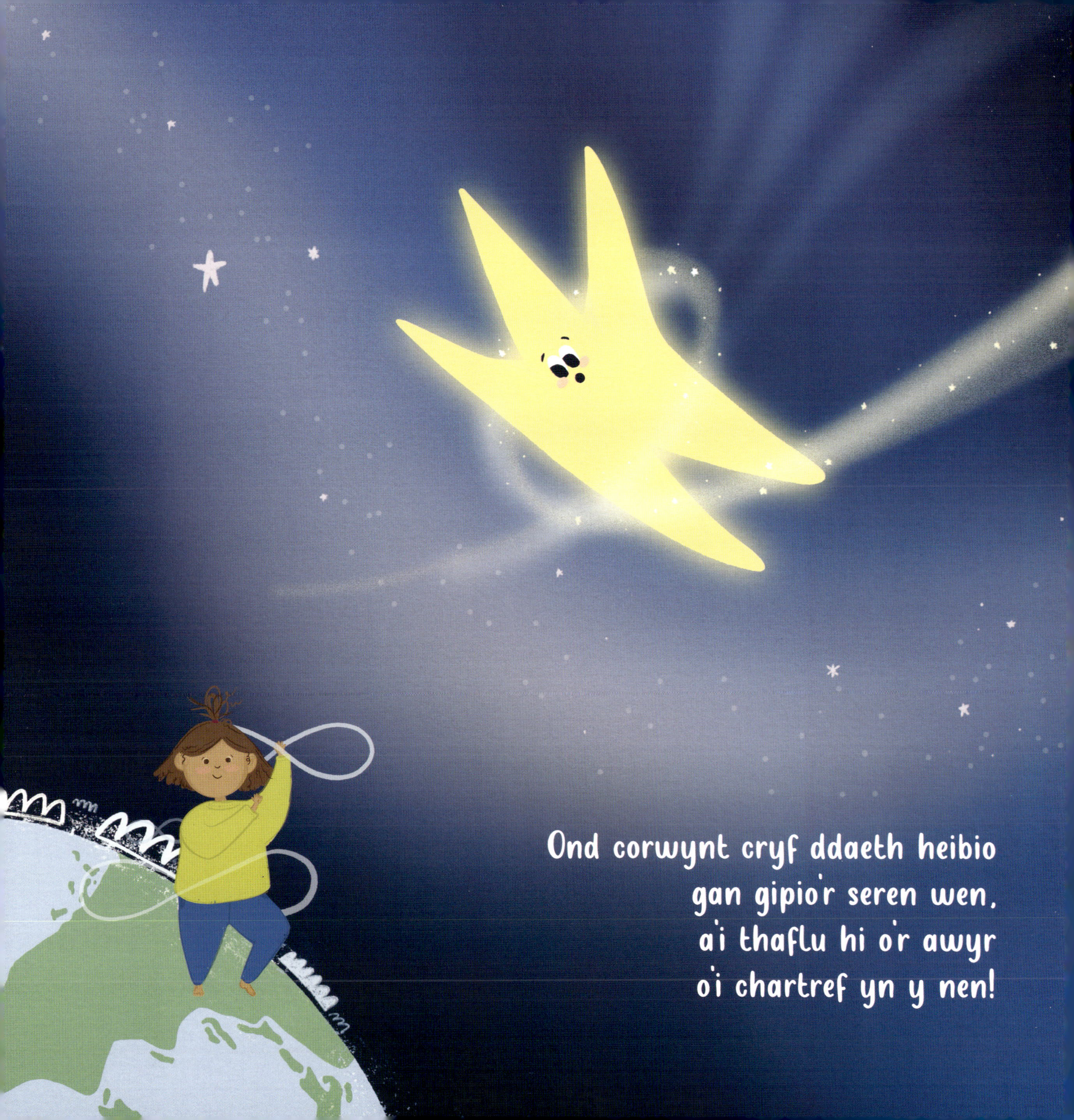

Ond corwynt cryf ddaeth heibio
gan gipio'r seren wen,
a'i thaflu hi o'r awyr
o'i chartref yn y nen!

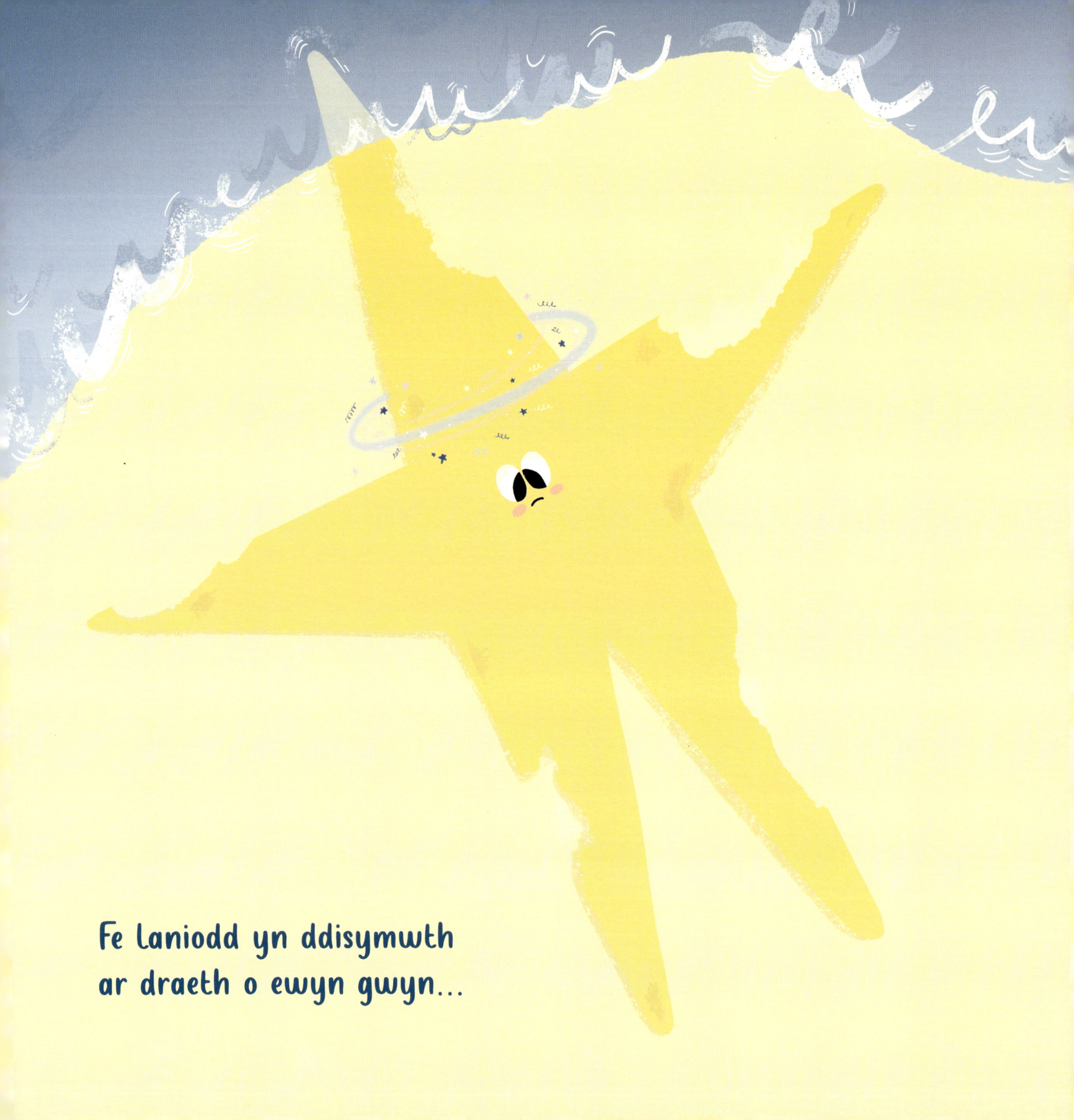

Fe laniodd yn ddisymwth
ar draeth o ewyn gwyn...

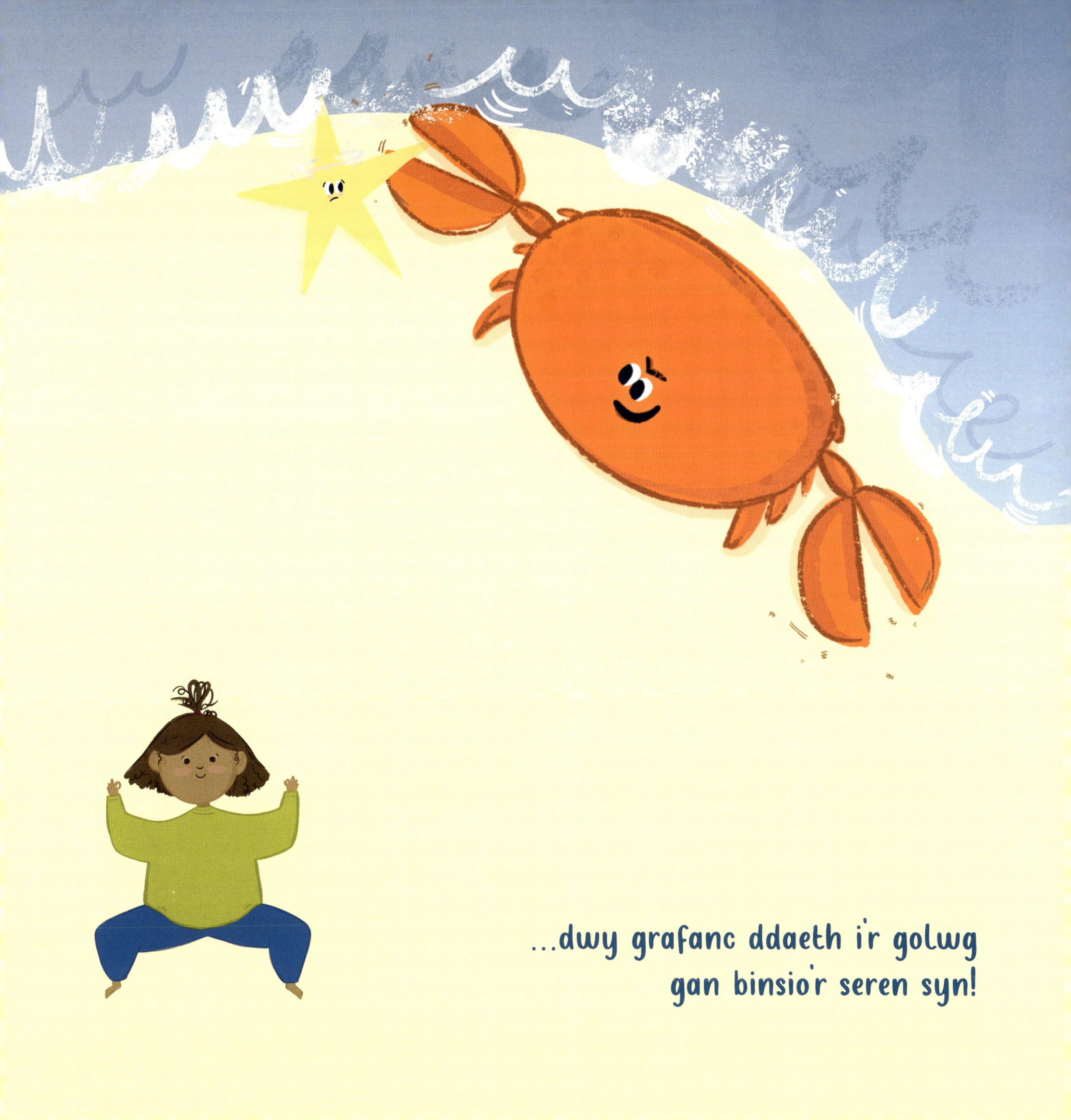

...dwy grafanc ddaeth i'r golwg
gan binsio'r seren syn!

O'r awyr las, fel mellten
daeth gwylan haerllug, gas,

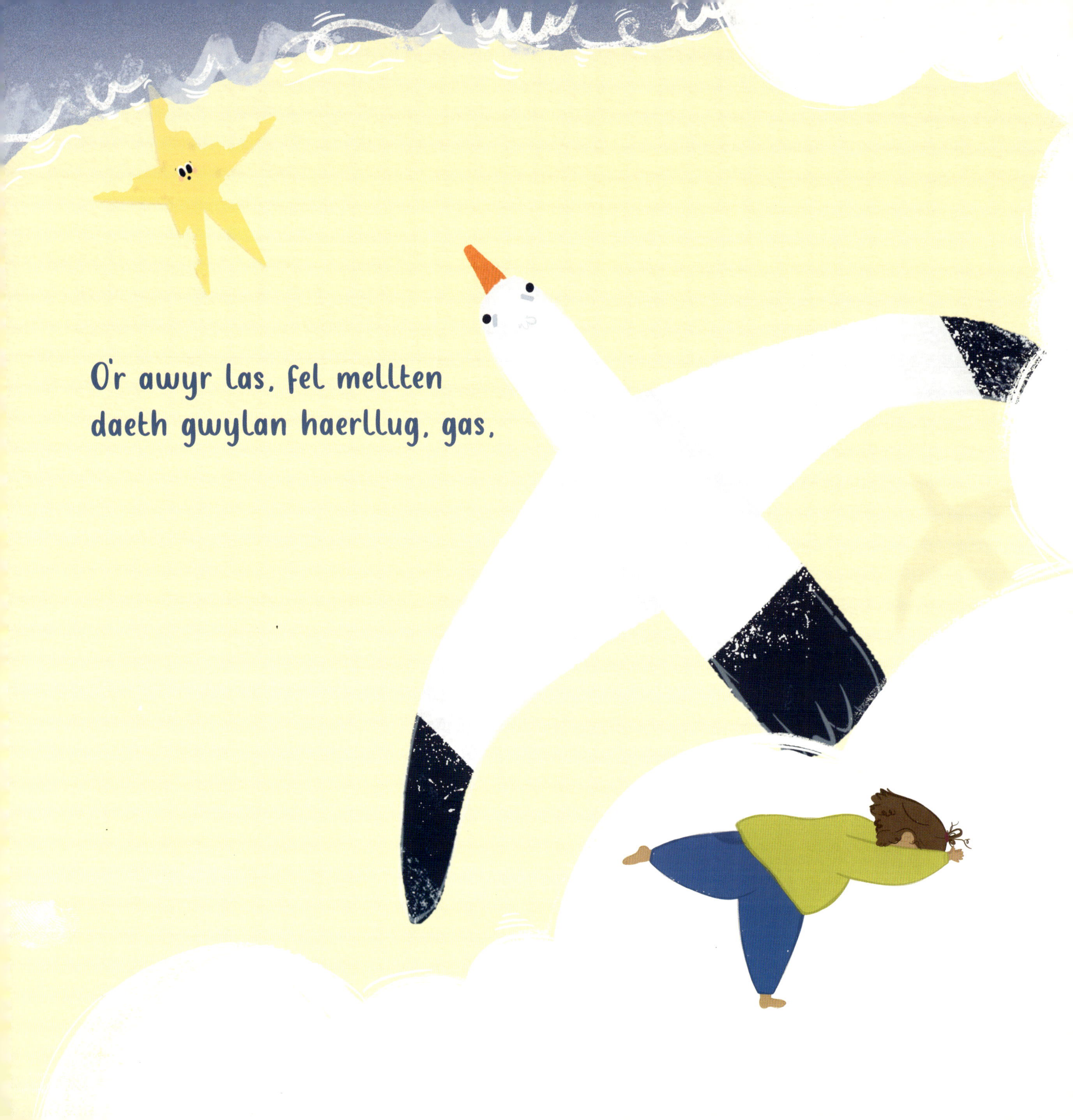

i bigo ac i dolcio
cyn gwibio i ffwrdd ar ras.

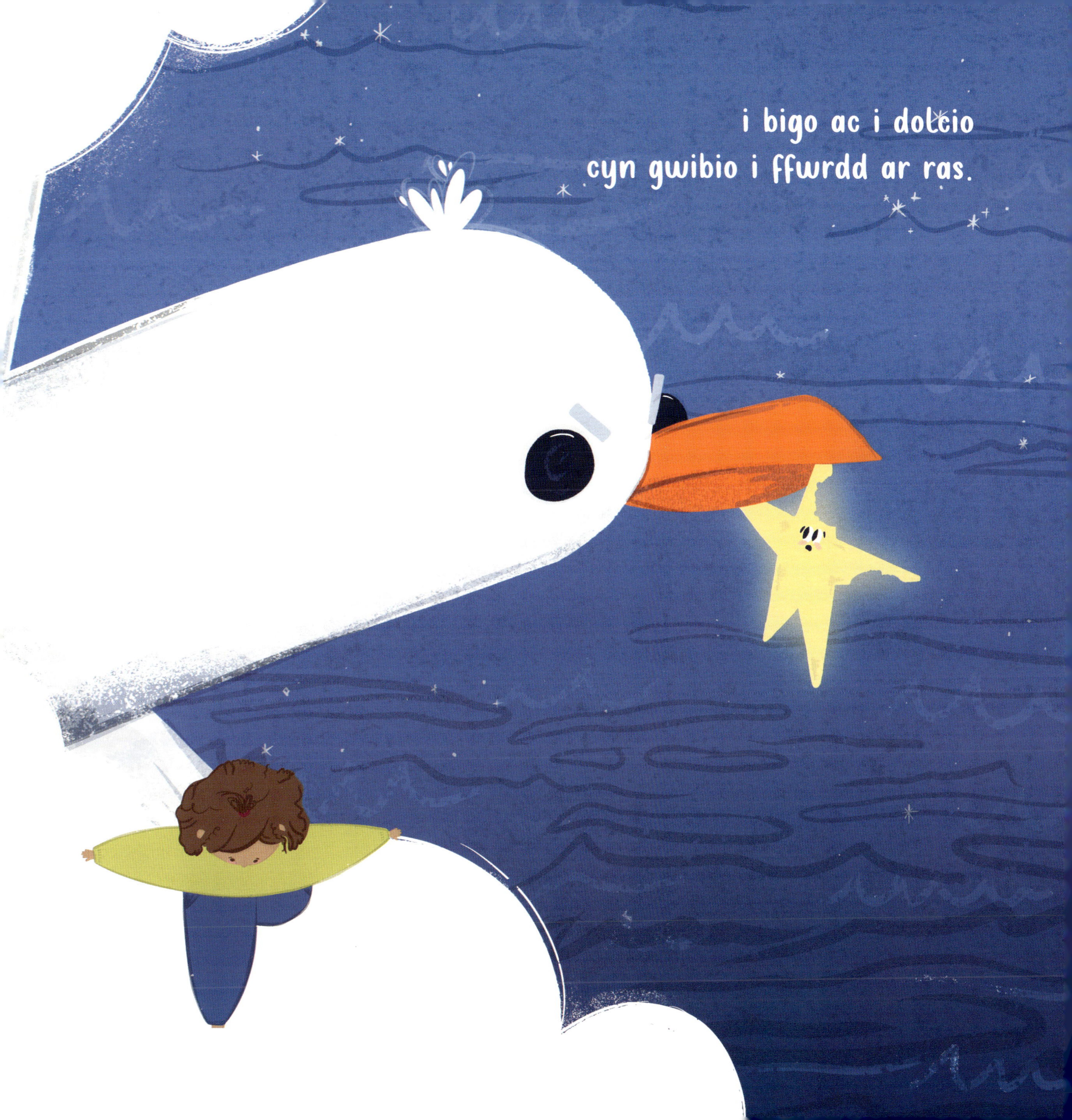

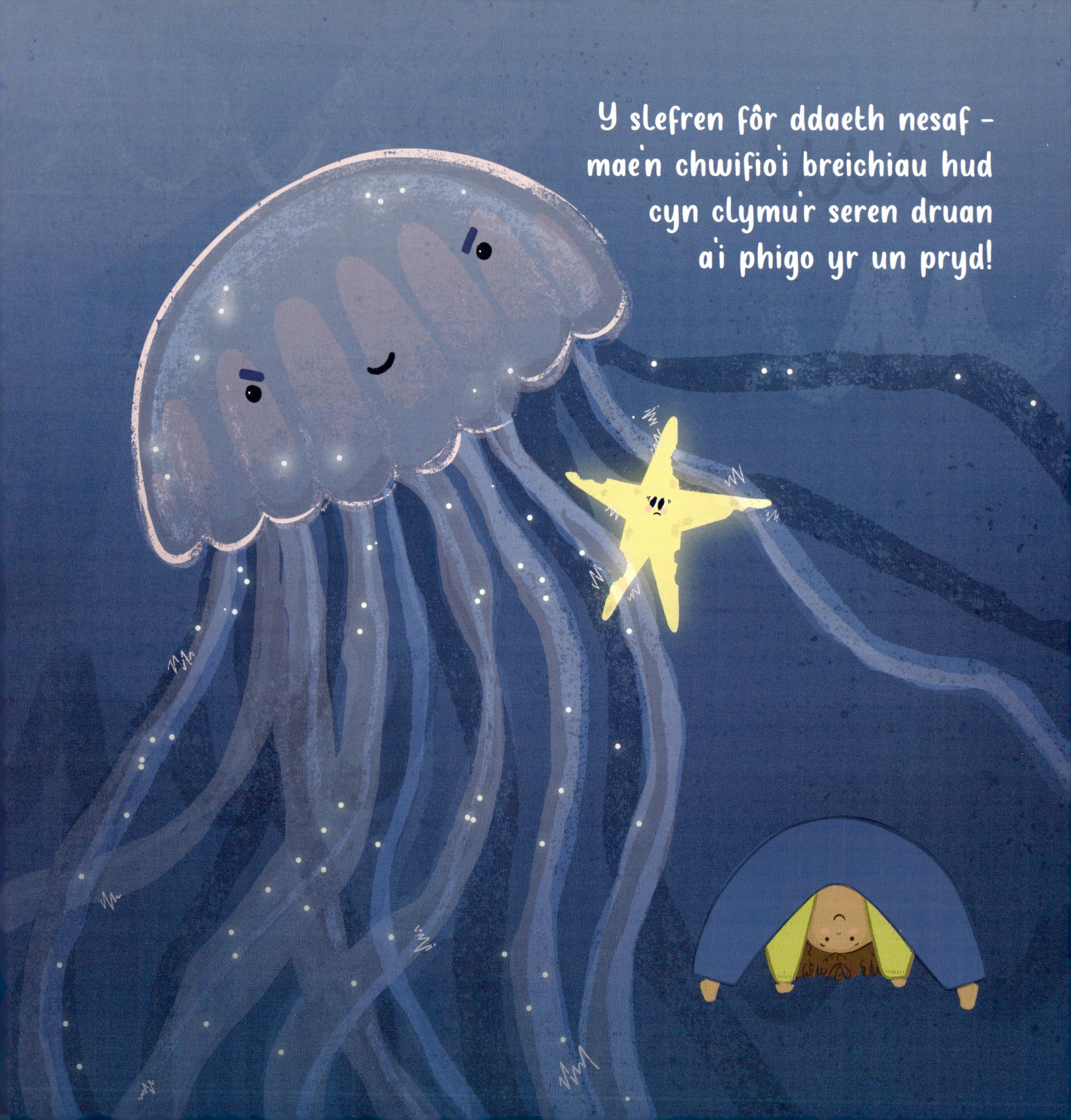

Y slefren fôr ddaeth nesaf –
mae'n chwifio'i breichiau hud
cyn clymu'r seren druan
a'i phigo yr un pryd!

Y crwban ddaeth i'w hachub
yn dawel a di-stŵr,
dwy ffliper fel dwy adain
yn hedfan drwy y dŵr.

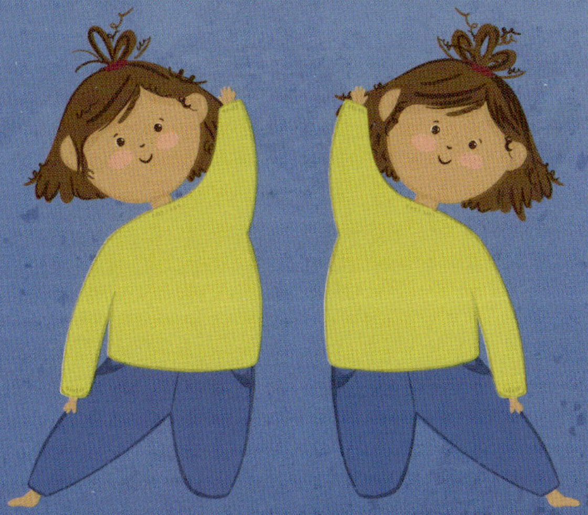

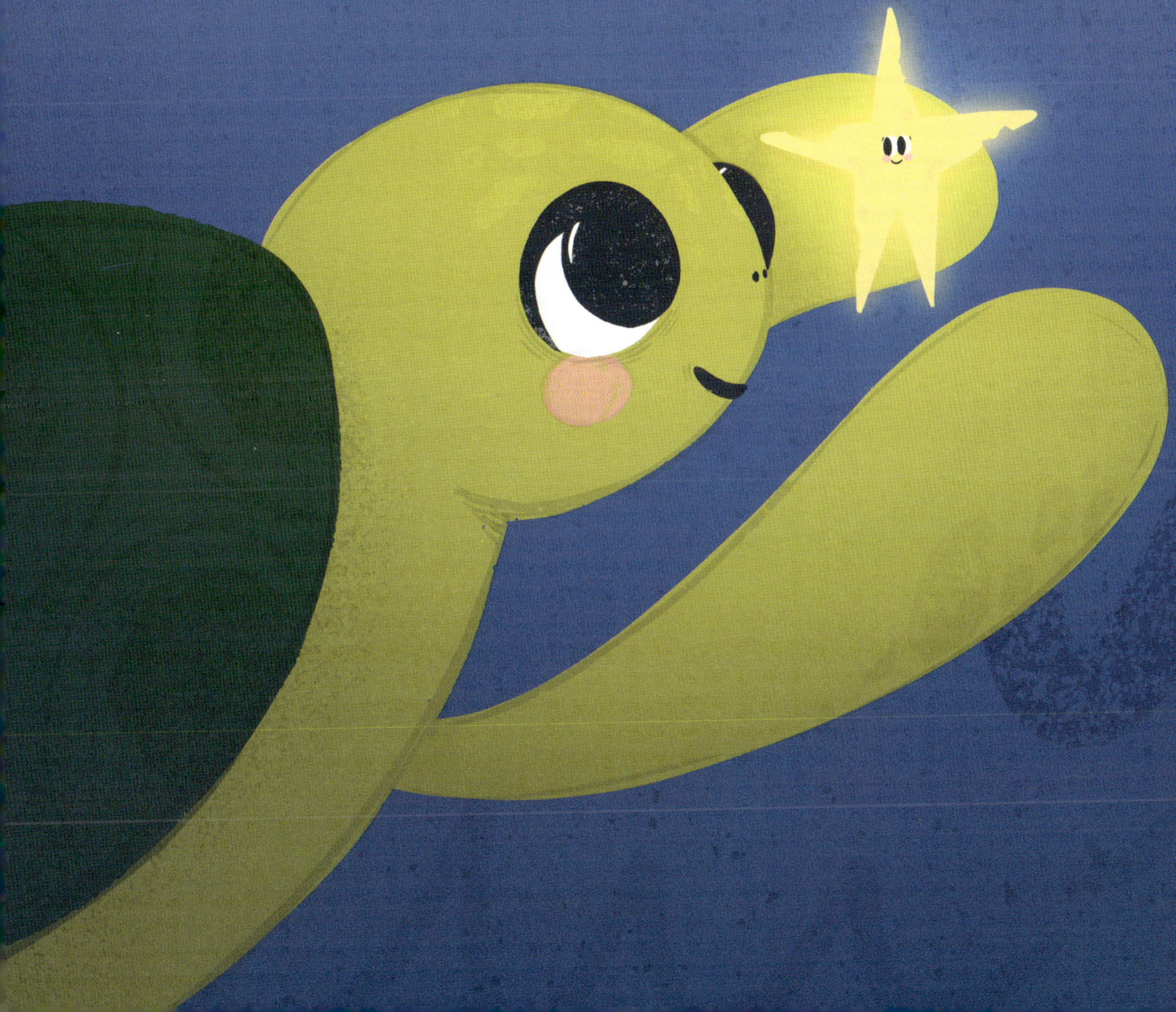

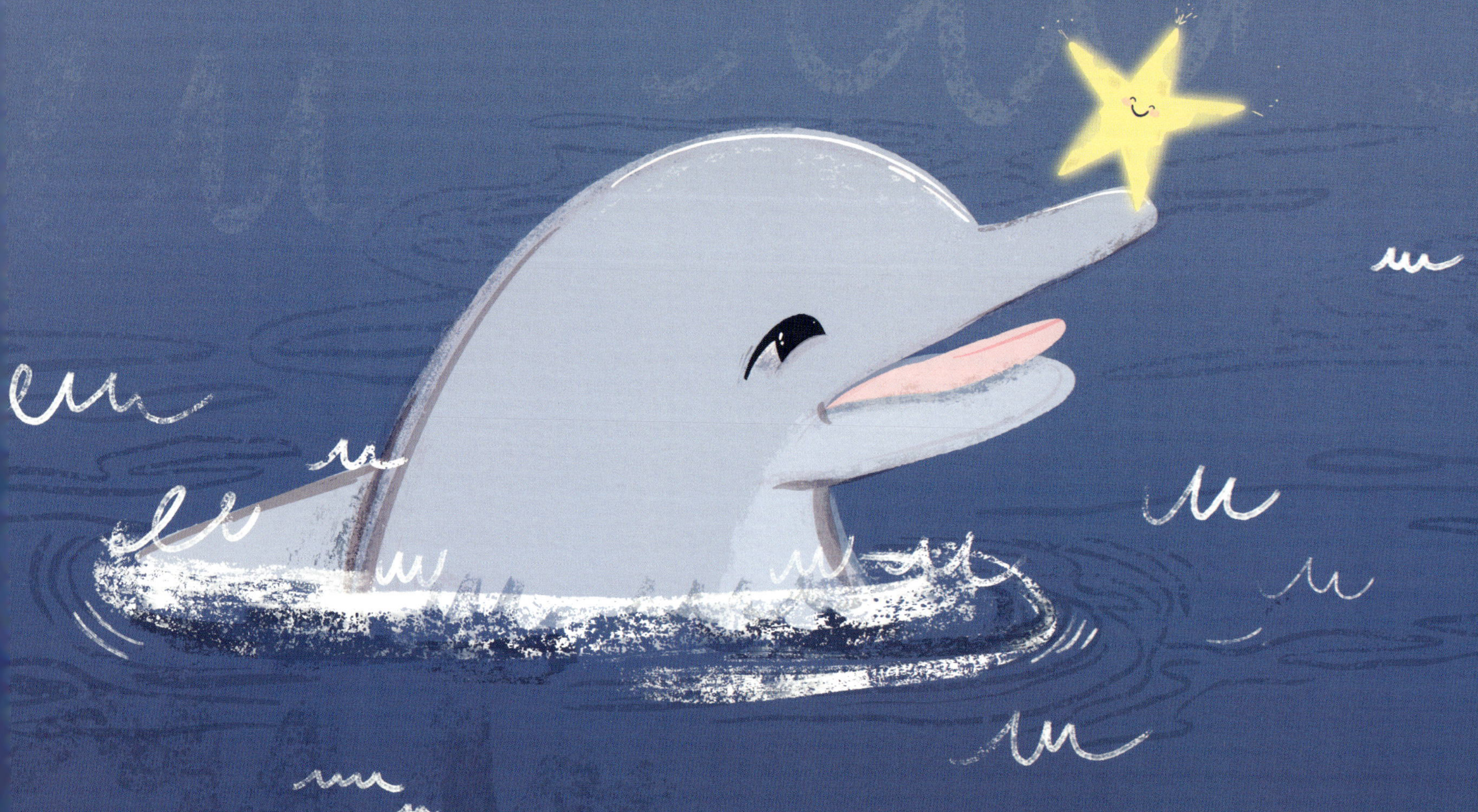

Ei ffrind chwareus, y dolffin
ddaeth nesaf – dyna sbri

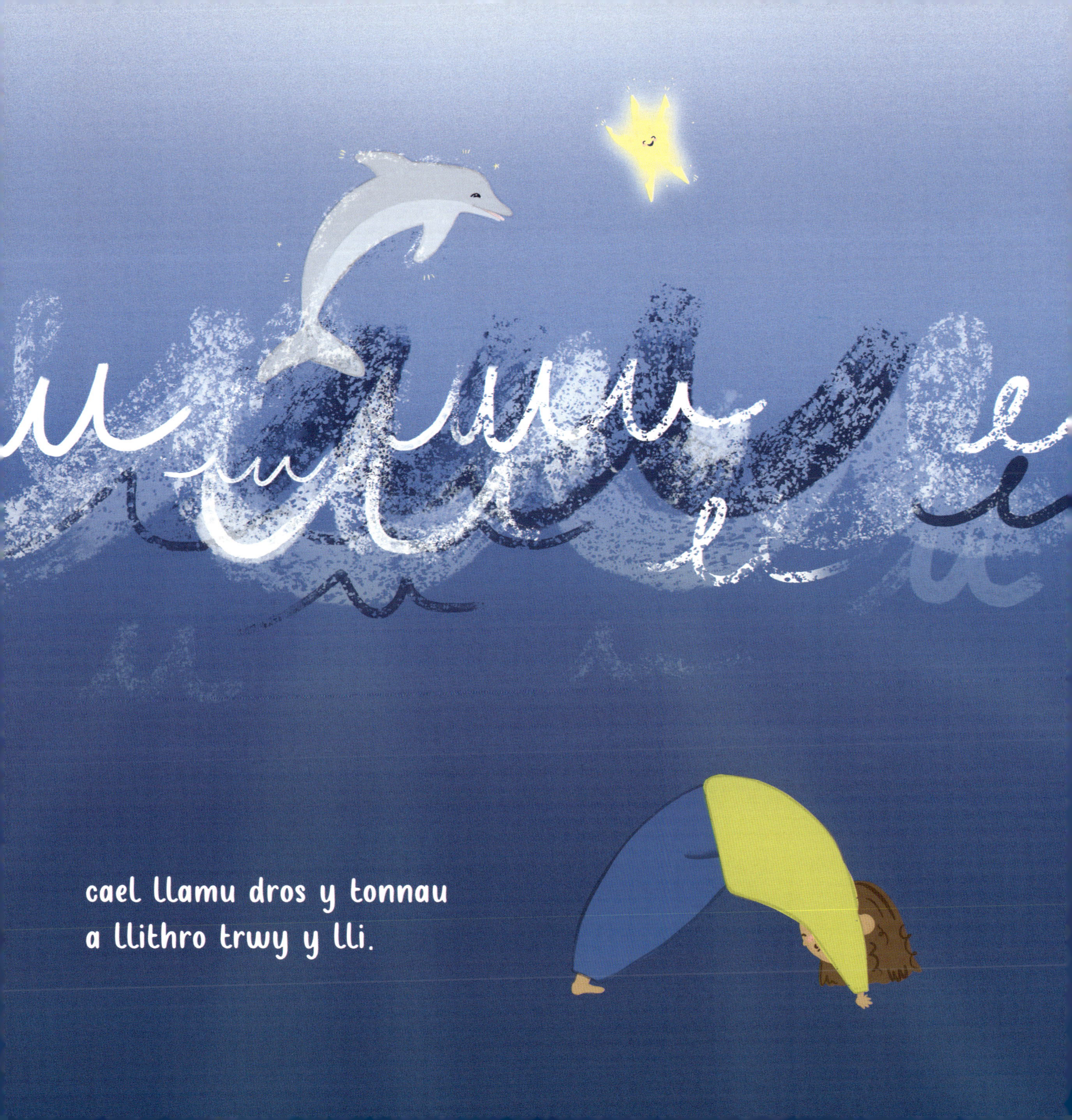

cael llamu dros y tonnau
a llithro trwy y lli.

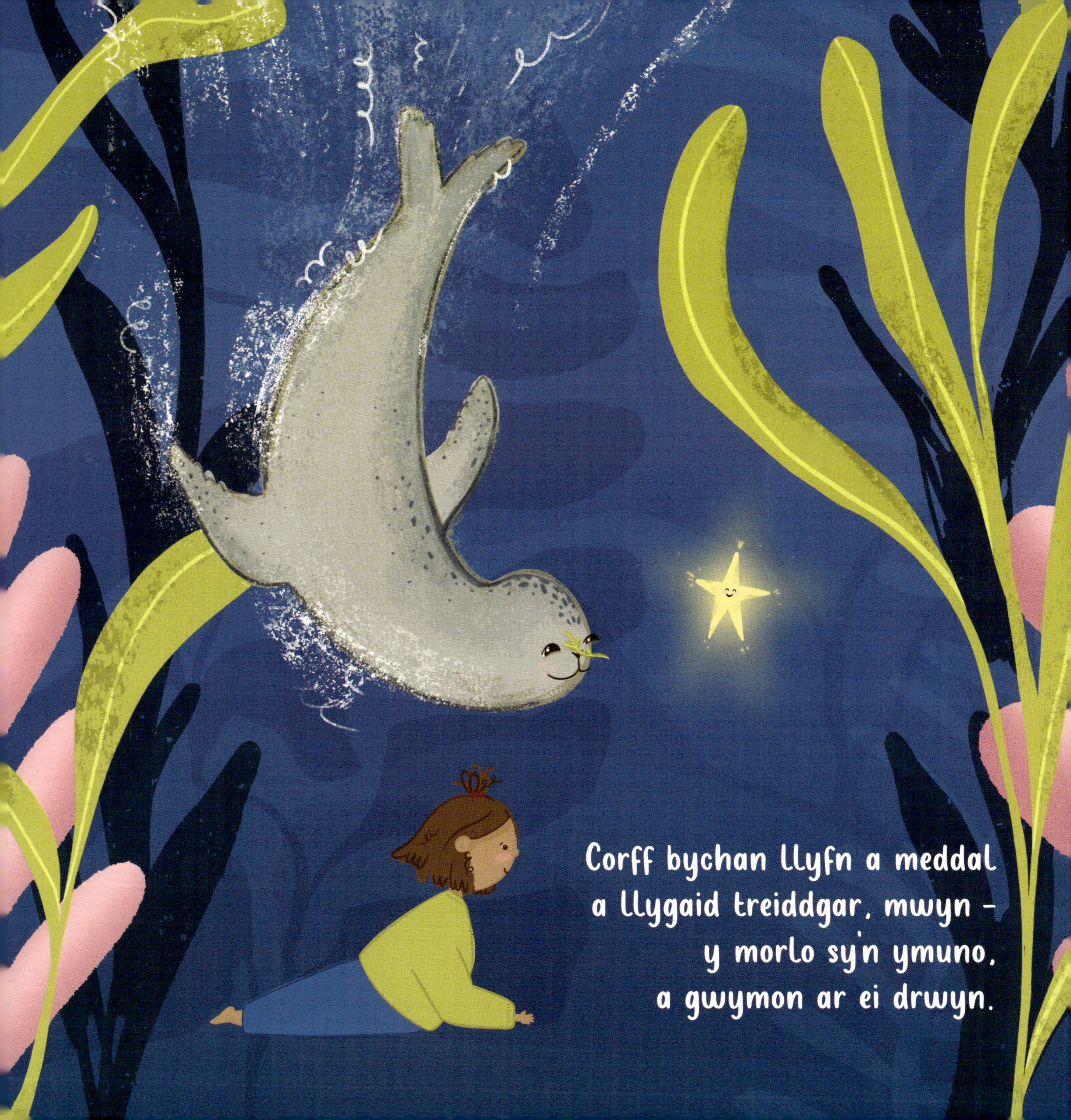

Corff bychan llyfn a meddal
a llygaid treiddgar, mwyn –
y morlo sy'n ymuno,
a gwymon ar ei drwyn.

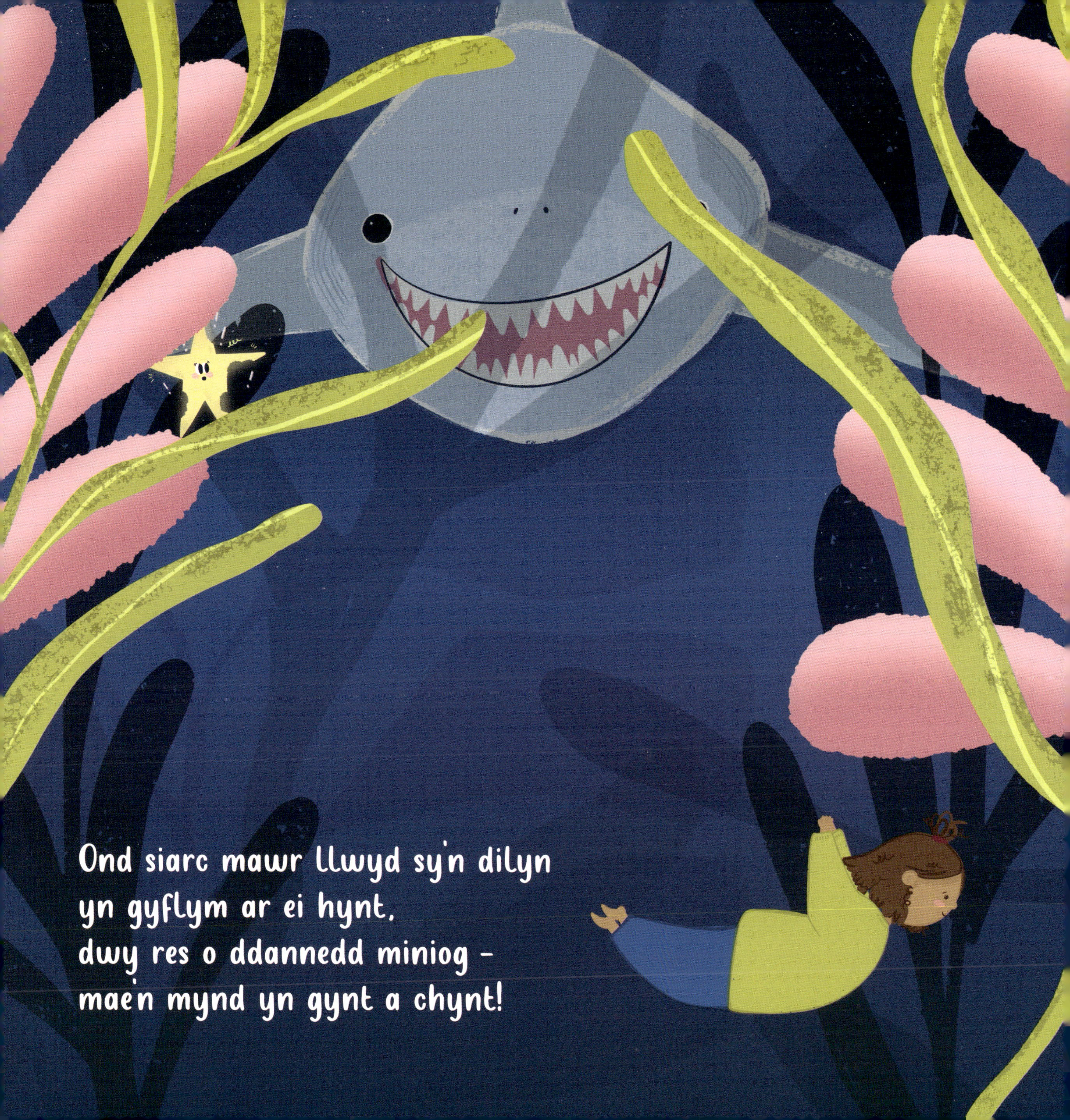

Ond siarc mawr llwyd sy'n dilyn
yn gyflym ar ei hynt,
dwy res o ddannedd miniog –
mae'n mynd yn gynt a chynt!

Daeth morfil glas mawreddog
i godi'r seren fach,

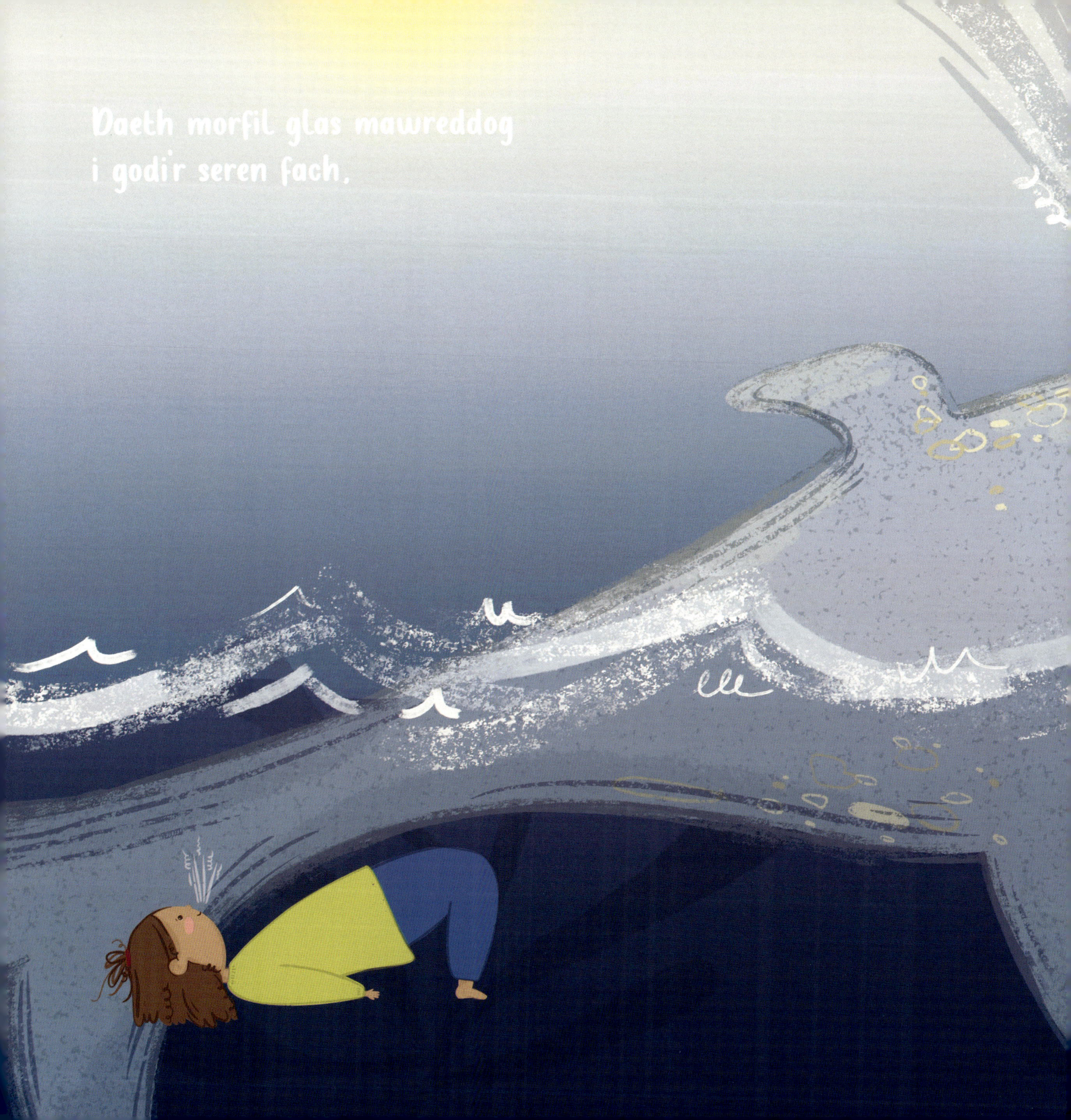

a'i thaflu hi yn uchel
yn ôl i'r awyr iach.

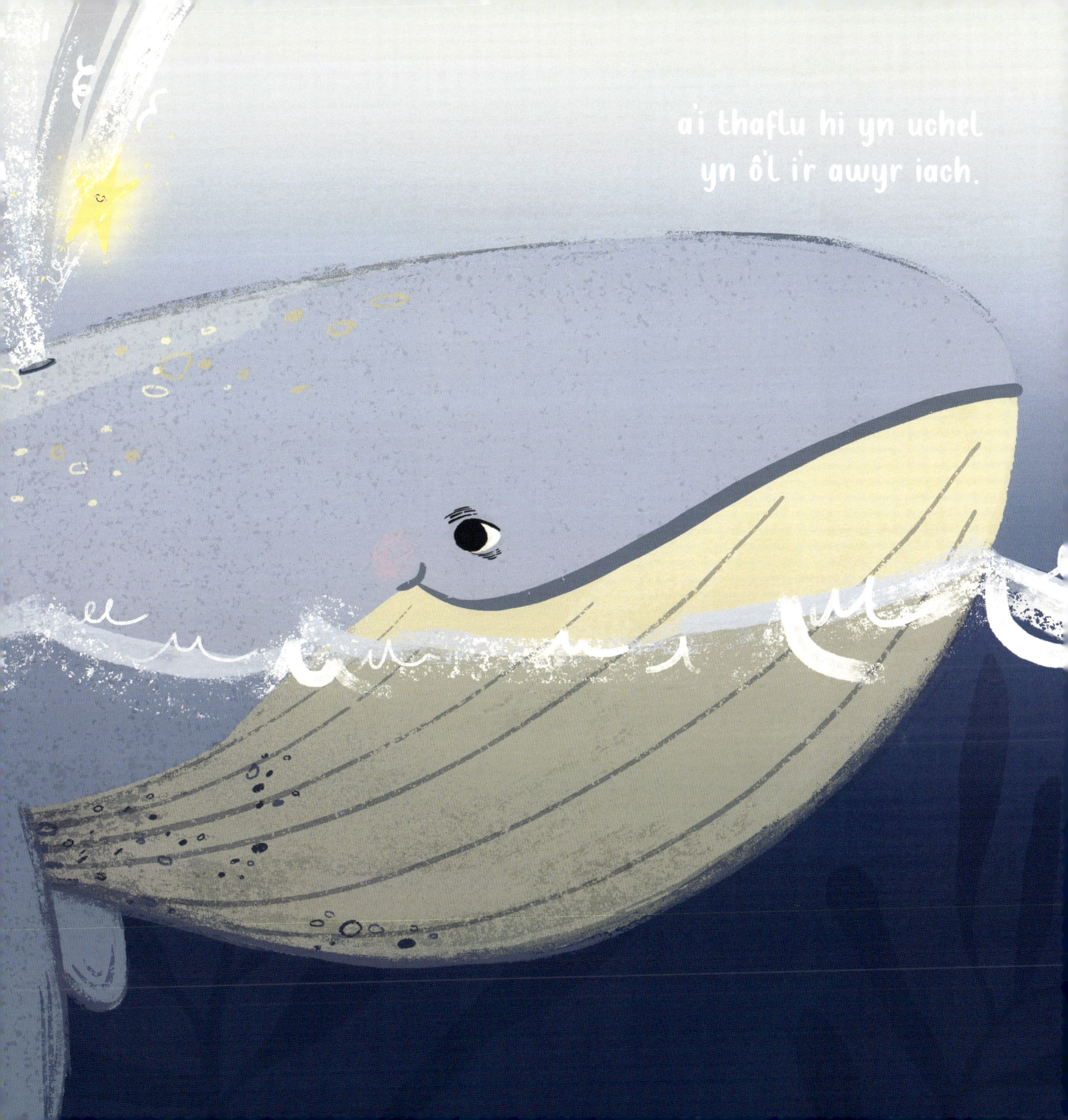

Wyth braich sy'n chwifio arni
gan hudo'r seren syn.

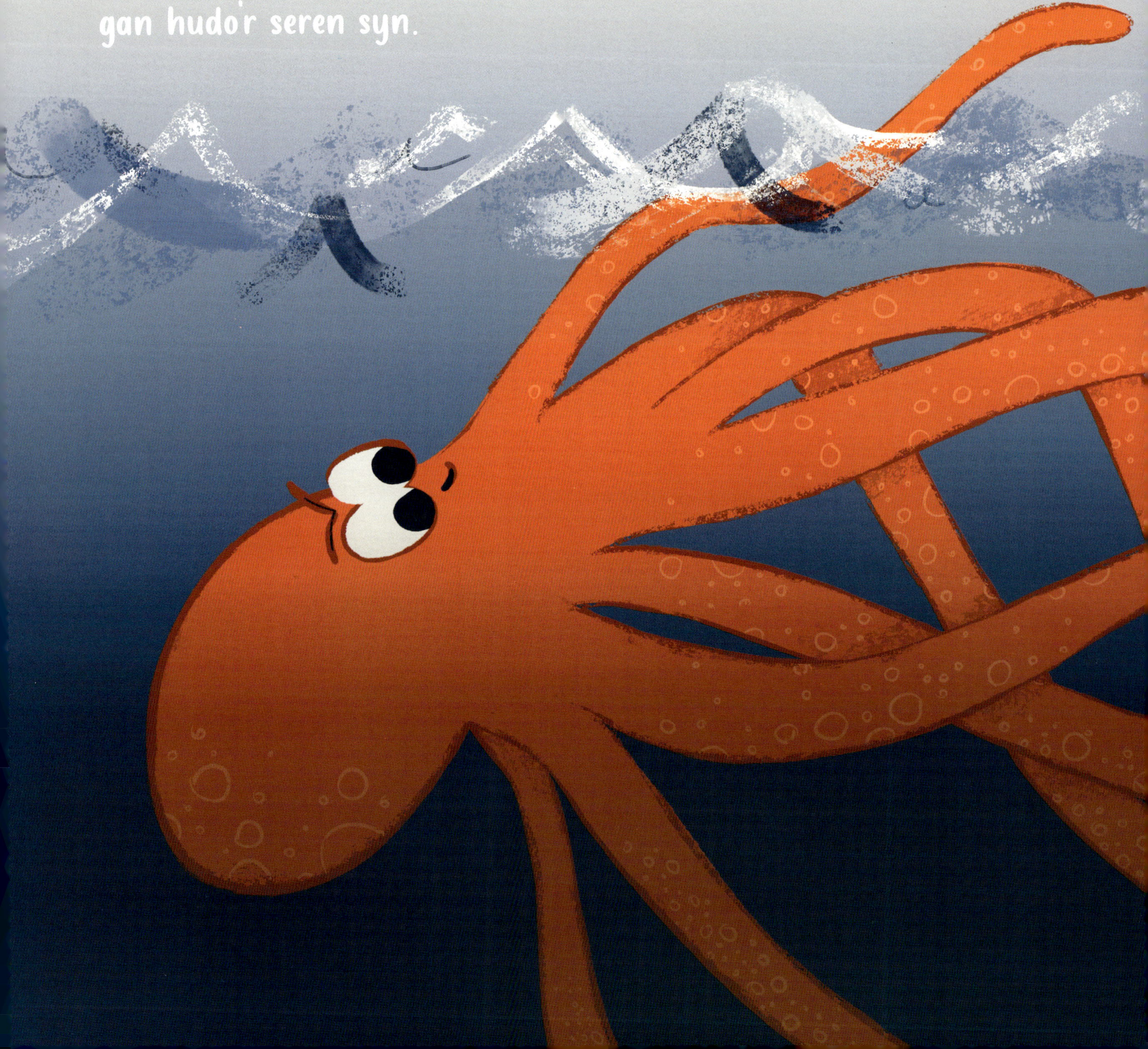

Mae'r octopws yn dawnsio
a'i gwasgu hi yn dynn.

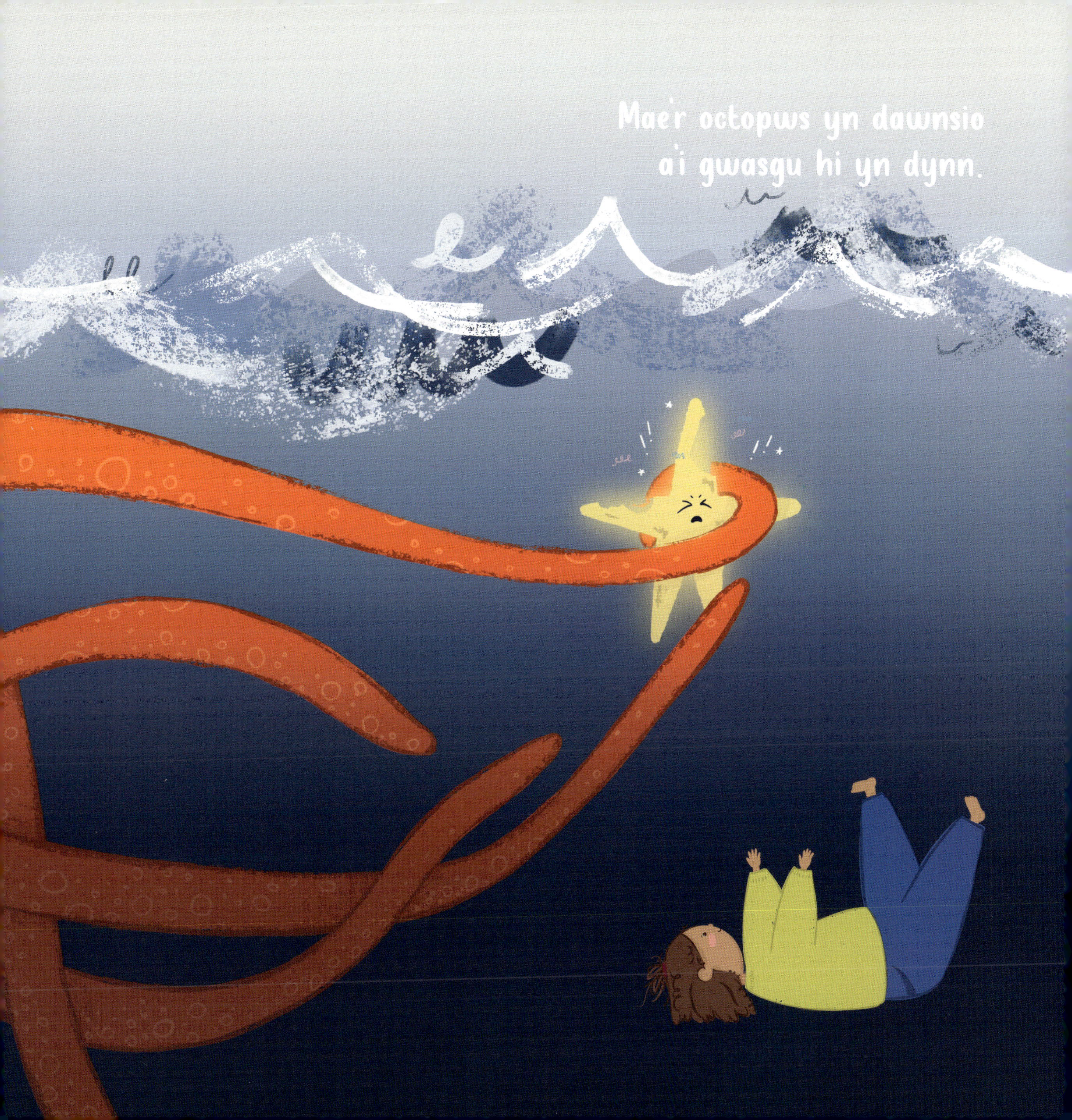

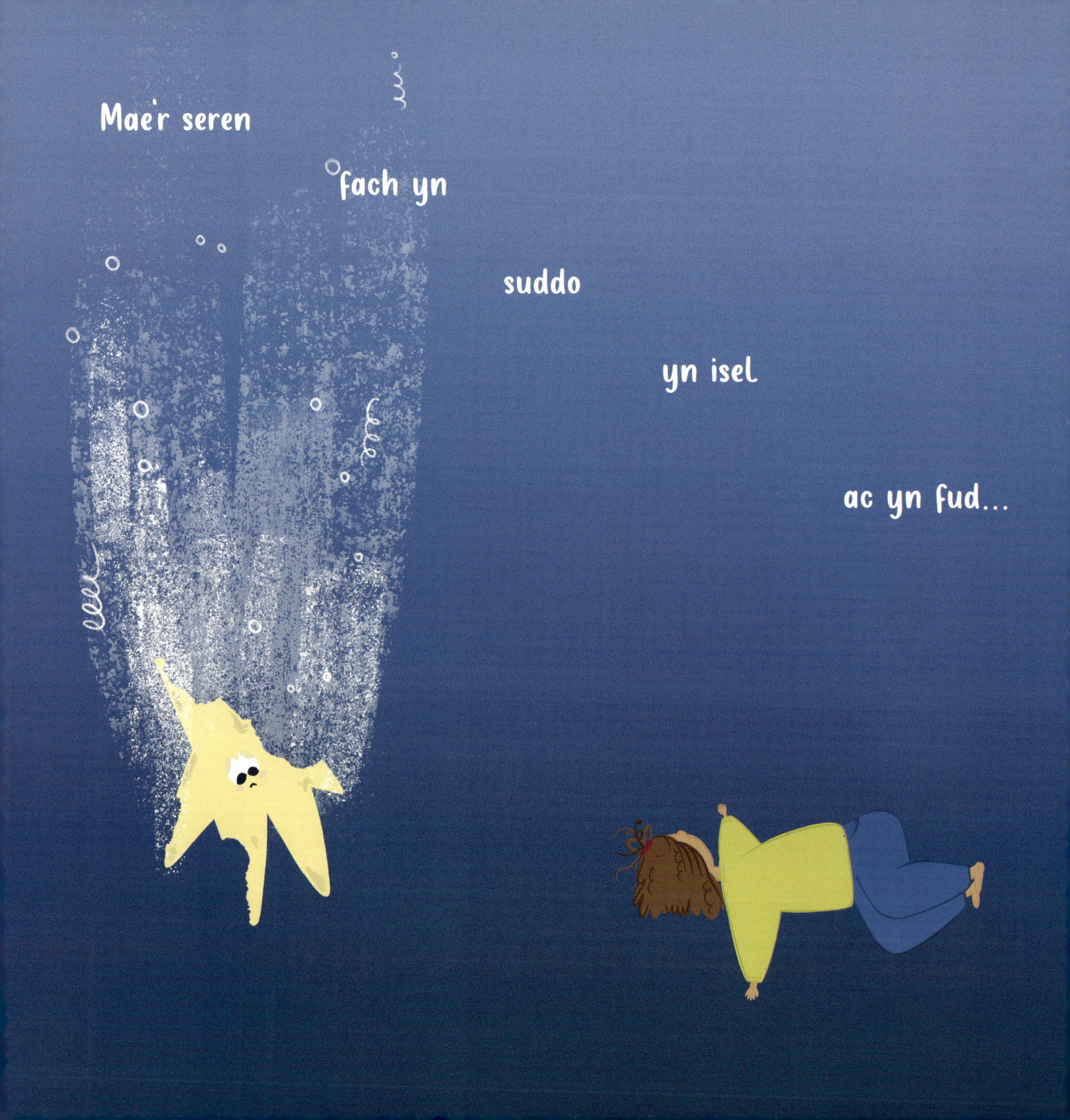

Mae'r seren

fach yn

suddo

yn isel

ac yn fud...

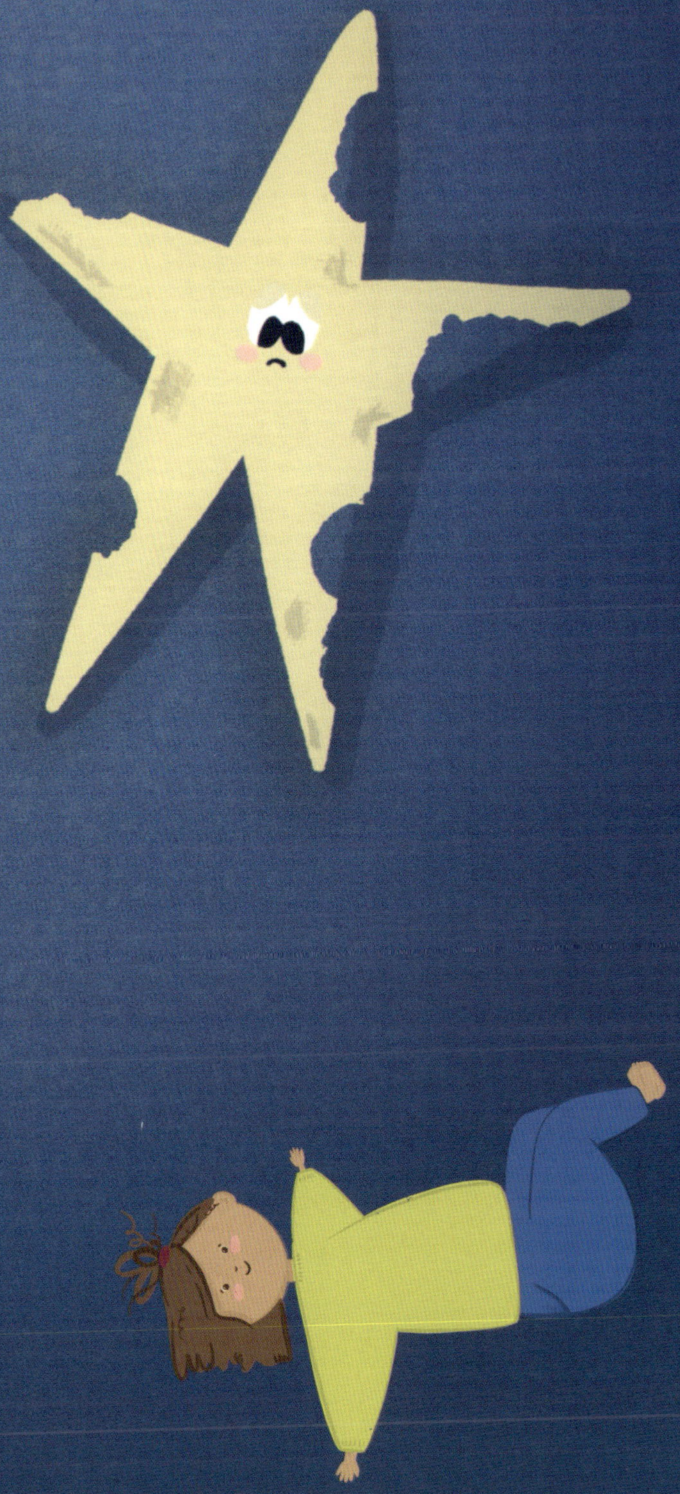

...mae'n gleisiau ac yn dolciau,
yn unig yn y byd.

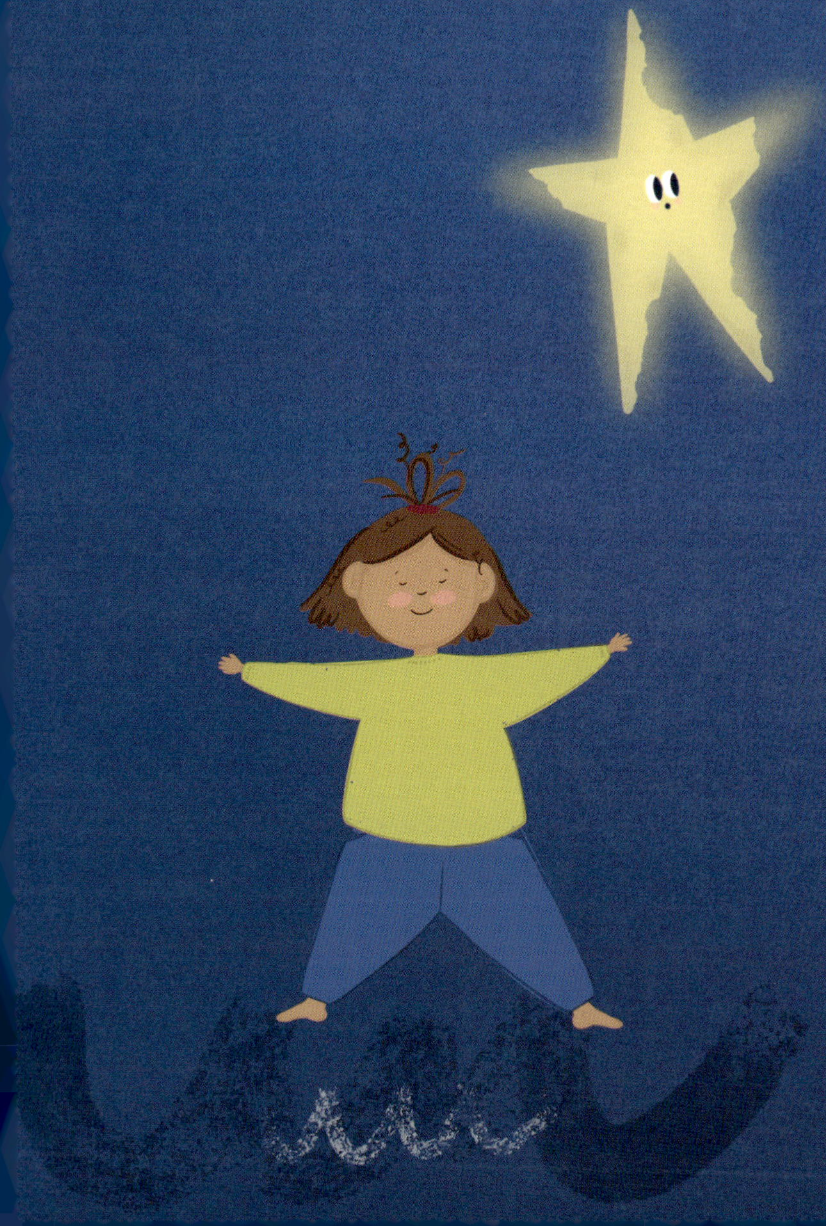

Ond yna'n dawel, dawel,

daw sêr o wely'r môr...

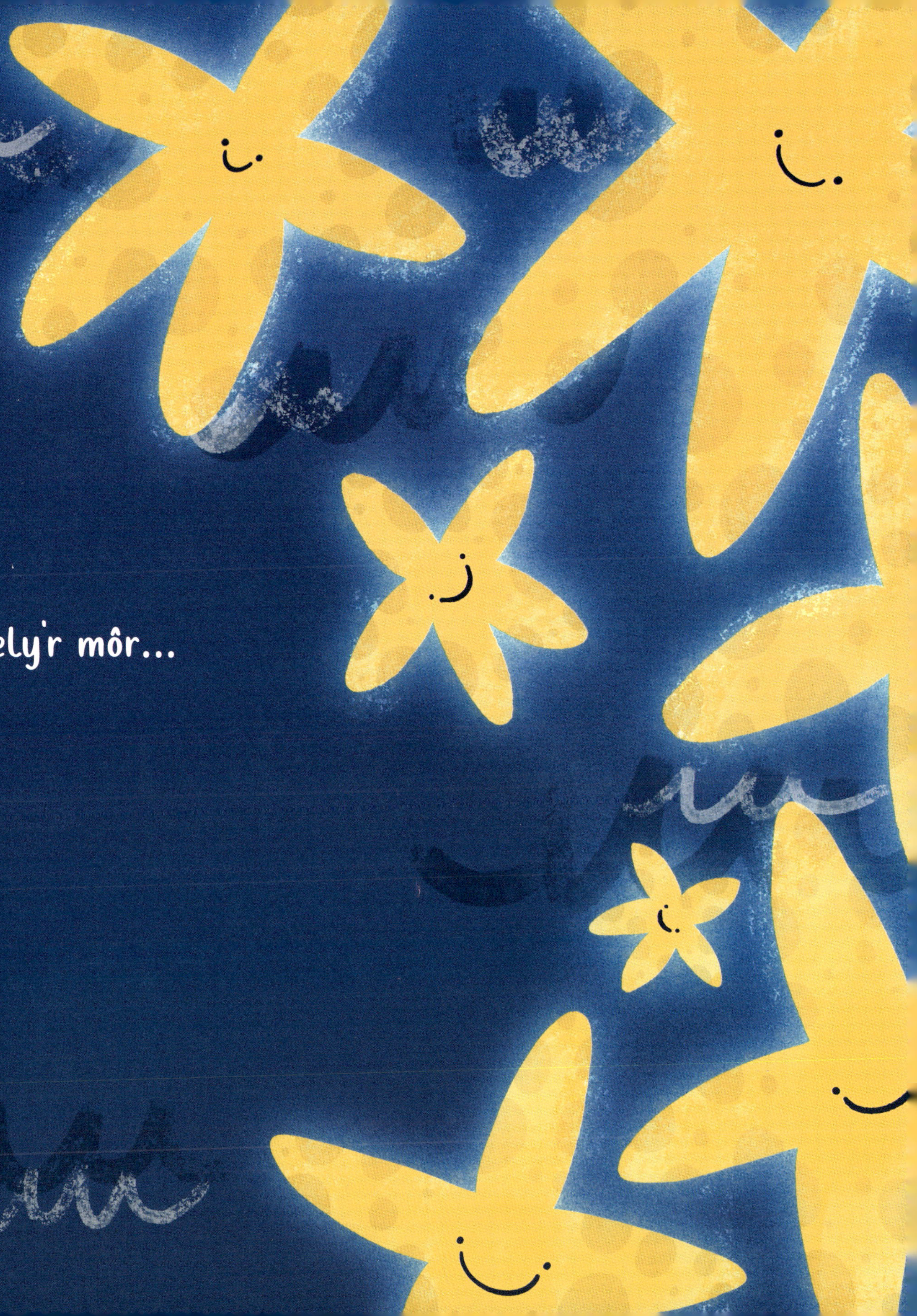

...i'w chodi unwaith eto,

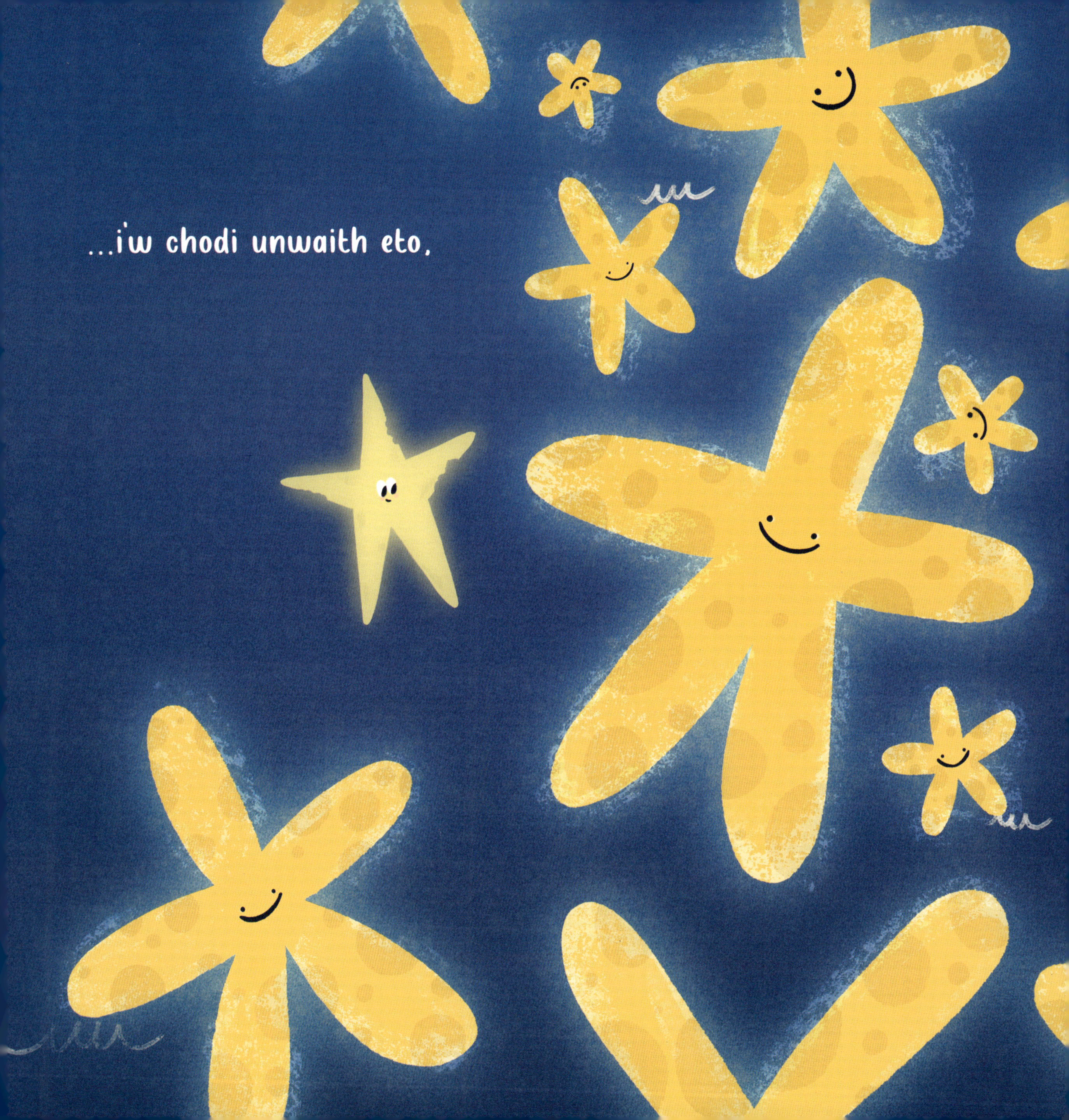

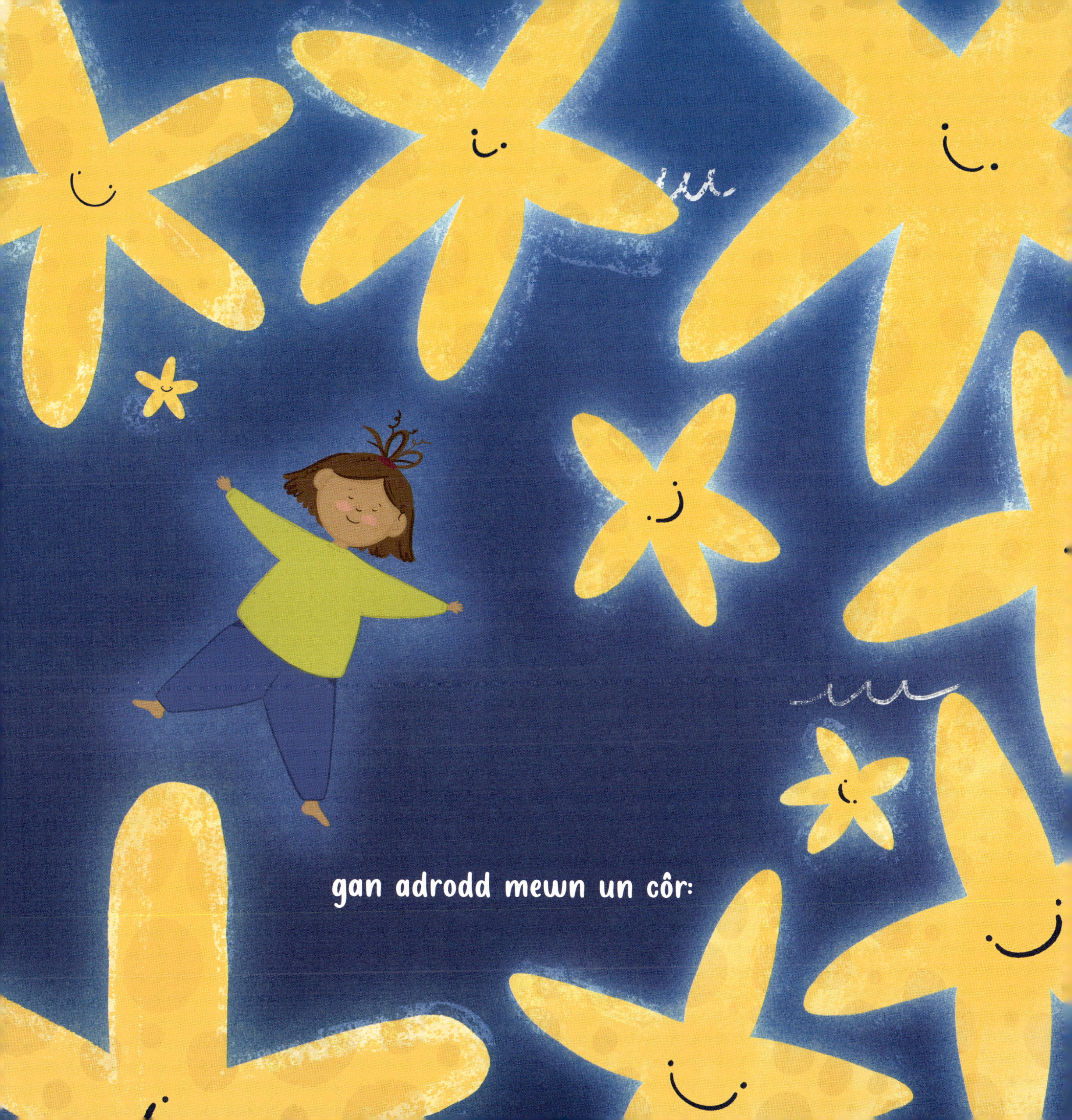

gan adrodd mewn un côr:

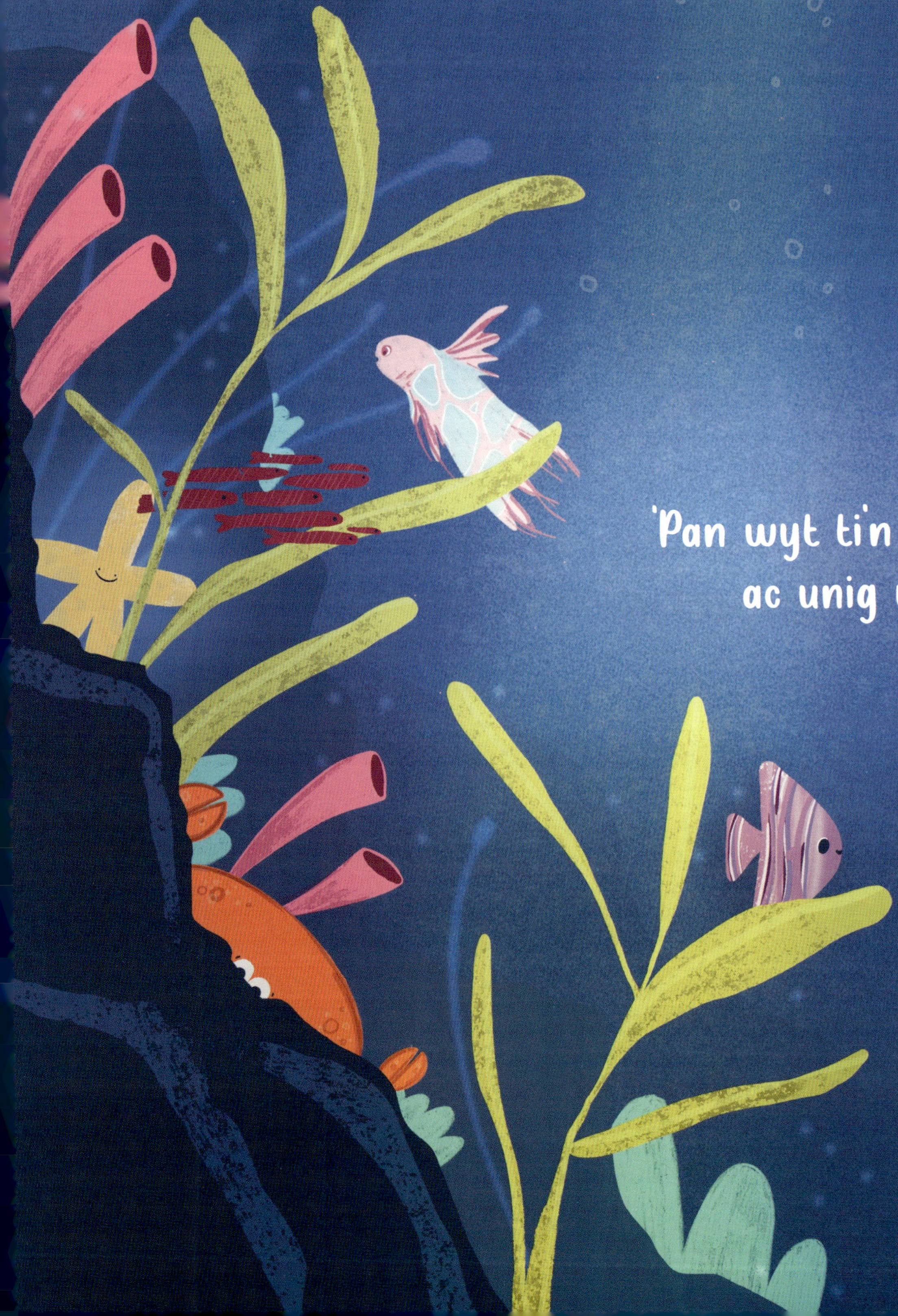

'Pan wyt ti'n teimlo'n ofnus
ac unig yn y byd,

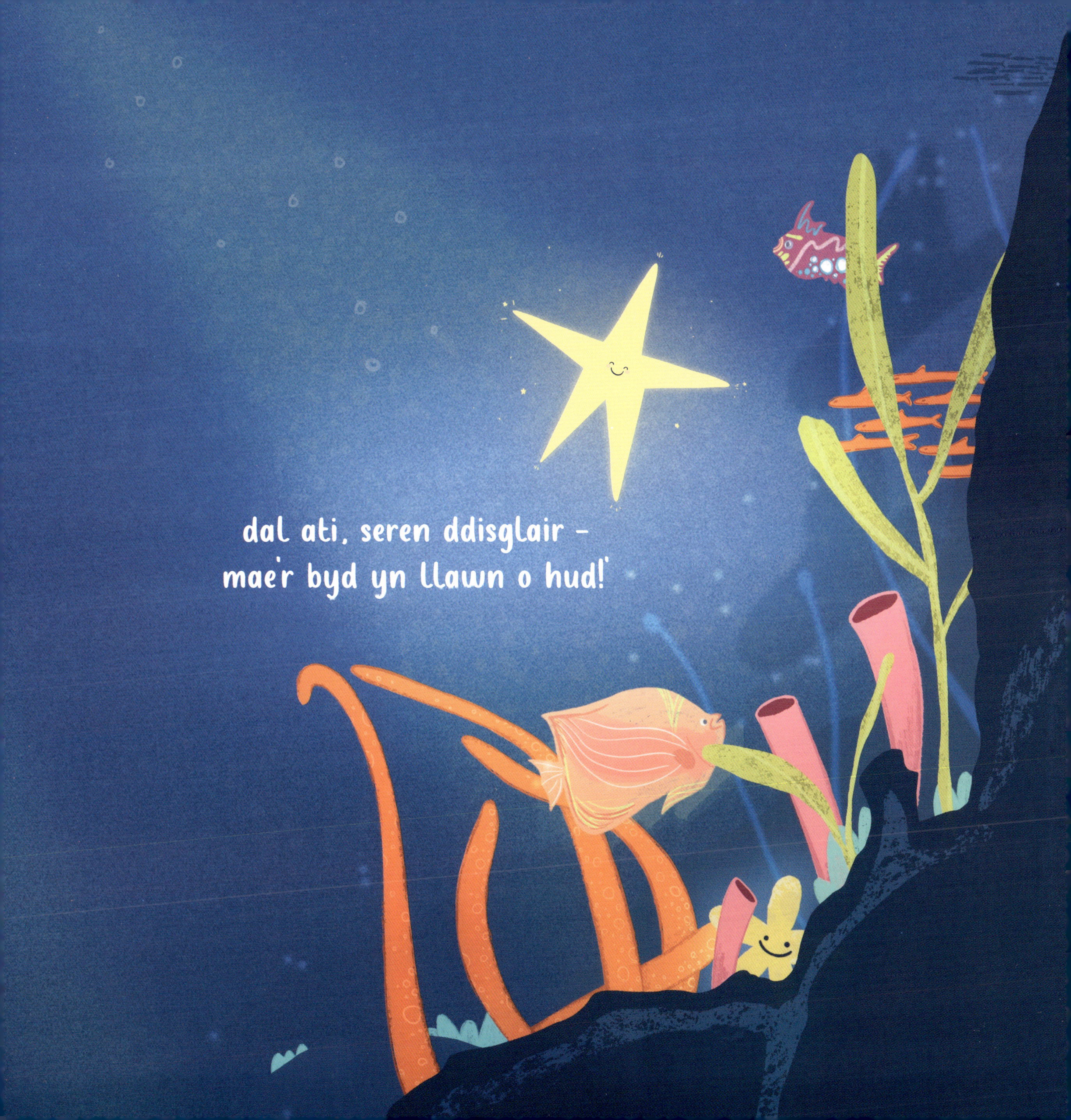

dal ati, seren ddisglair –
mae'r byd yn llawn o hud!'

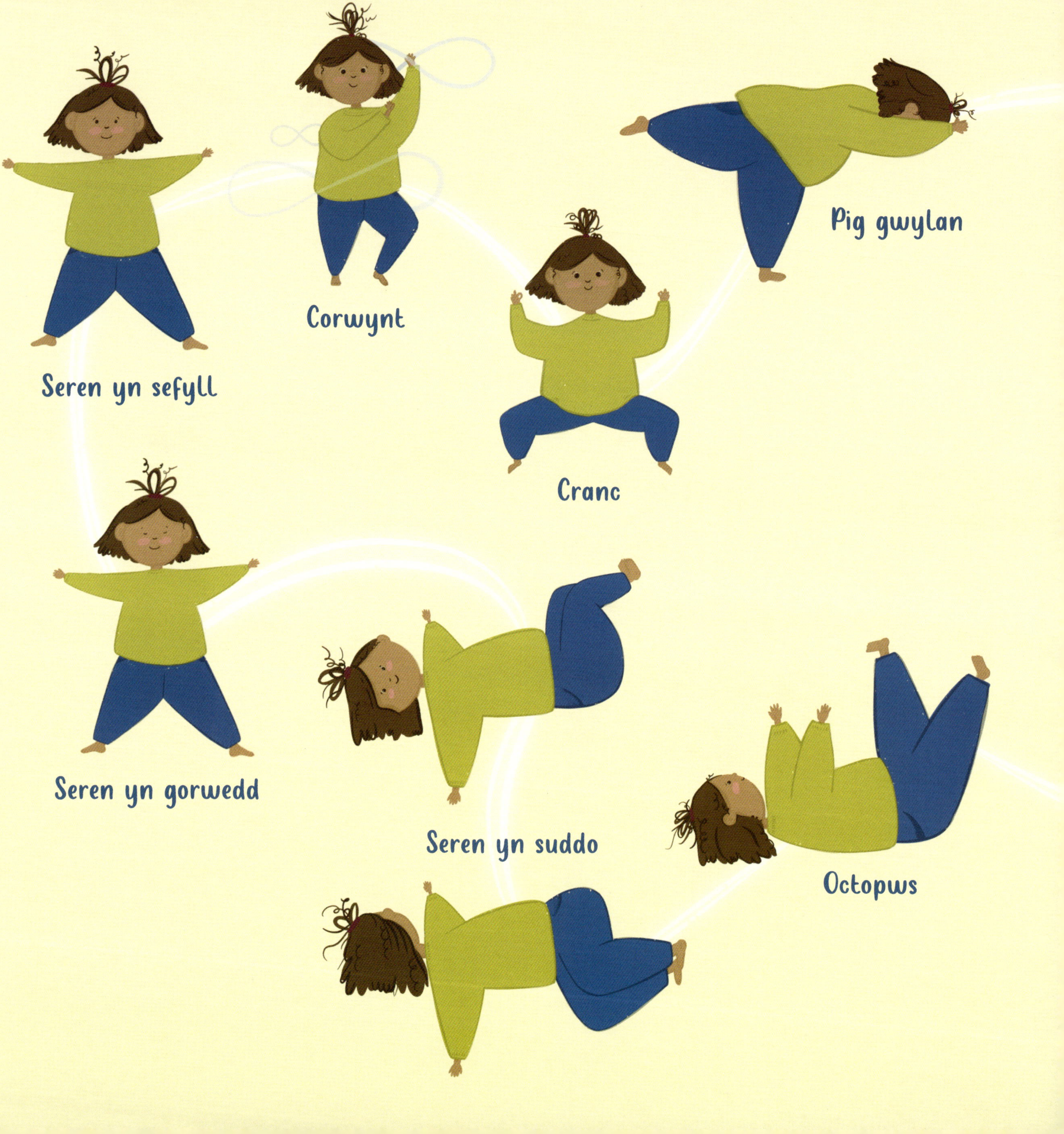
Seren yn sefyll
Corwynt
Cranc
Pig gwylan
Seren yn gorwedd
Seren yn suddo
Octopws

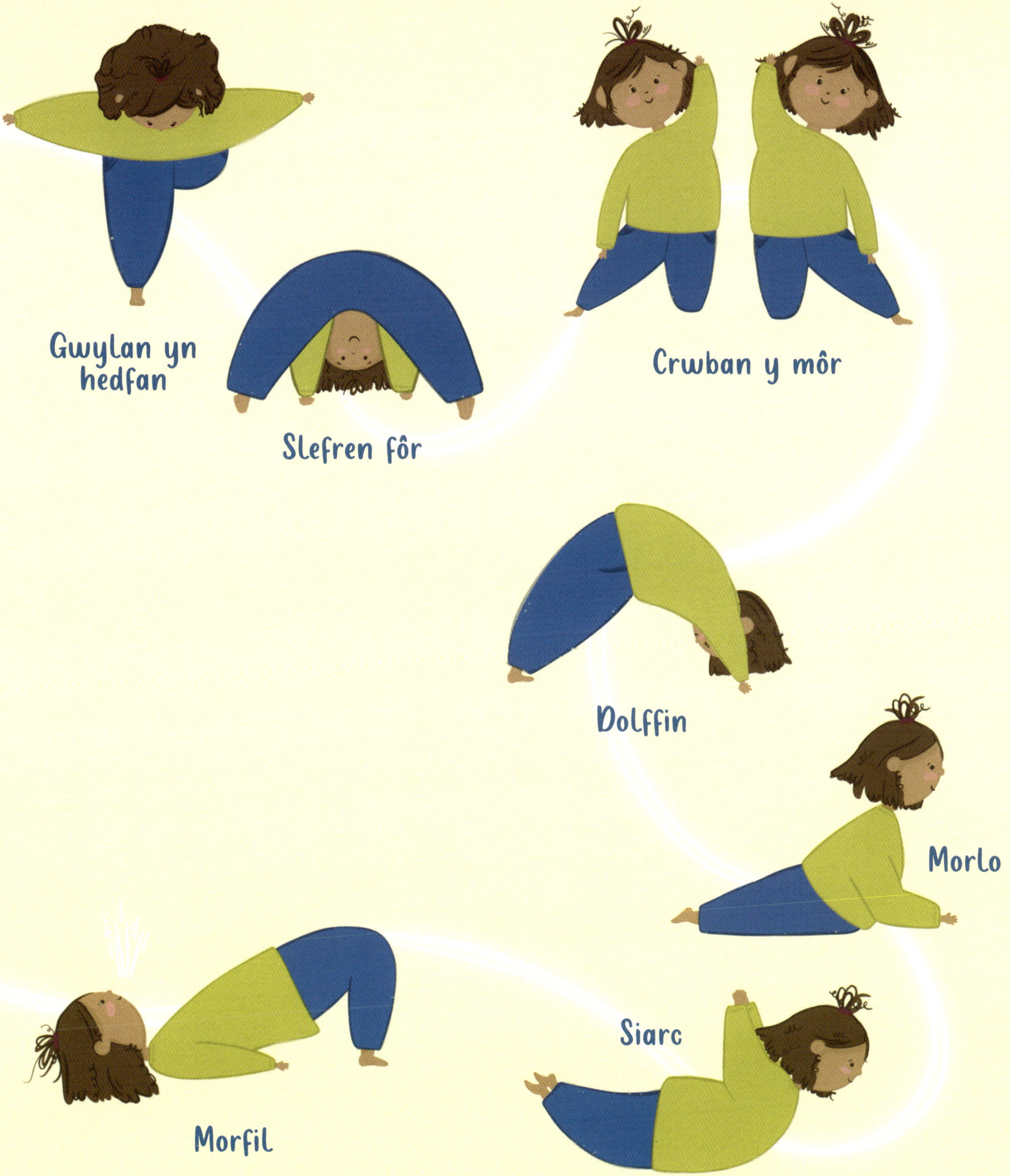
Gwylan yn hedfan
Slefren fôr
Crwban y môr
Dolffin
Morlo
Siarc
Morfil

Beth am i ti orwedd ar y llawr fel seren fôr. Rwyt ti'n mynd i wasgu ac ymlacio gwahanol rannau o dy gorff yn eu tro.

Beth am ddechrau gyda'r traed.

Gwasga dy draed a bysedd dy draed yn dynn, dynn ac yna gad iddyn nhw ymlacio a mynd yn llipa!

Gwna yr un peth eto, ond y tro hwn, beth am i ti anadlu i mewn wrth wasgu ac anadlu allan wrth i ti ymlacio dy draed!

Beth am wneud yr un peth gyda gwahanol rannau dy gorff – dy goesau, dy ddwylo, breichiau, ysgwyddau a dy wyneb.

Sut wyt ti'n teimlo?

Mae croeso i ti gau dy lygaid a rhoi blanced dros dy gorff i dy gadw'n gynnes a chlyd, seren fach!

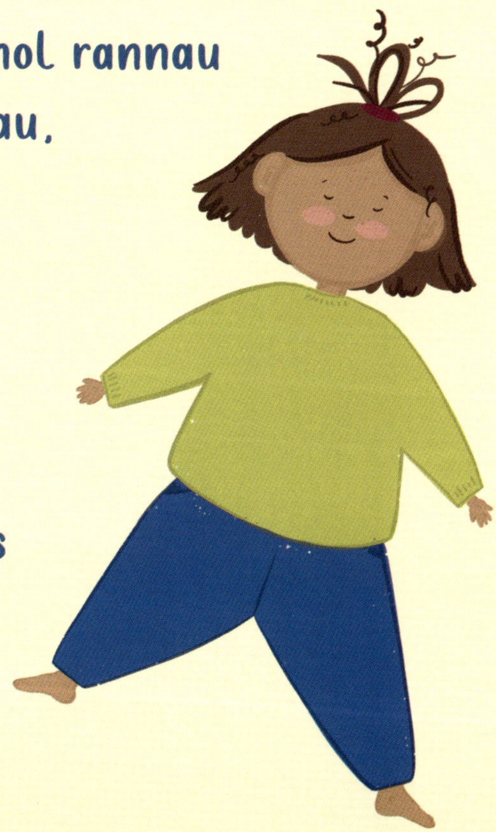

Beth am i ti ddefnyddio dy law i wneud siâp seren? Defnyddia fys dy law arall fel pensel, gan symud dy fys i fyny ac i lawr dy fysedd, o'r bawd i'r bys bach, ac yna yn ôl.

Gwna hyn eto - ond y tro yma beth am i ti anadlu i mewn drwy dy drwyn wrth symud dy fys i fyny, ac anadlu allan drwy dy drwyn wrth symud dy fys i lawr.

Gwna hyn unwaith neu ddwy. Sut wyt ti'n teimlo?

Beth am i ti gyfri dy fysedd wrth anadlu i mewn ac allan y tro nesaf?

Neu beth am arbrofi drwy estyn am law ffrind neu aelod o dy deulu, a sylwi ar sut mae eu dwylo'n teimlo.

Ydi'r croen yn gynnes neu'n oer? Yn llyfn neu'n arw? Yn feddal neu'n galed? Ydi o'n cosi?

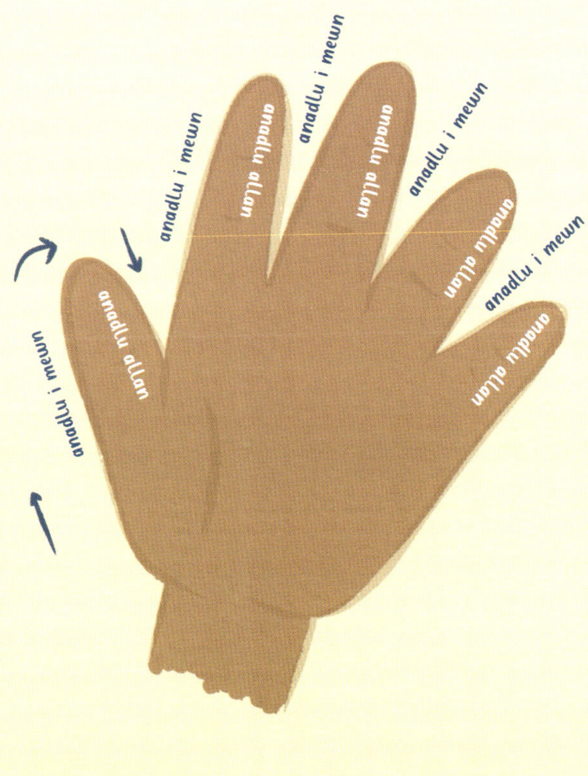

y lolfa